# COMO HACER TRATAMIENTOS NATURALES PARA LA PSORIASIS

ALIVIA EL DOLOR DE TU PIEL, TUS UÑAS, TU CABEZA, TUS AXILAS Y DE TODO TU CUERPO DE TODOS LOS TIPOS DE PSORIASIS

Jessy M. Brown

# Índice

# Introducción: La psoriasis

La psoriasis es una enfermedad que sufren muchos millones de personas en todo el mundo, y varios países desarrollados reportan tasas de incidencia que son notablemente similares.

Por ejemplo, en los EE.UU., la tasa de psoriasis grave registrada oscila entre el 2% y el 3% de la población, mientras que en Australia la enfermedad también afecta a alrededor del 2% de la población.

Además, en algunos sectores se sugiere que hasta el 20% de la población de los EE.UU. puede tener alguna forma de psoriasis, desde la muy leve a la grave, y que quizás hasta 4,5 millones de personas podrían ser enfermos de psoriasis grave.

Además, se ha informado de que cada año se registran 150.000 nuevos casos de psoriasis sólo en los EE.UU., de modo que si se supone que la psoriasis es tan prevalente en otros países como en los Estados Unidos, representa claramente un problema significativo a escala mundial.

Para los enfermos de psoriasis, hay una paradoja de "buenas y malas noticias" con la que la mayoría de estas personas ya han aprendido a vivir.

La buena noticia es que, por un lado, la psoriasis no es una enfermedad que ponga en peligro la vida (aunque se ha sugerido que la enfermedad aumenta el riesgo de ataque cardíaco). Sin embargo, el hecho de que la psoriasis puede traer una gran cantidad de miseria tanto a los enfermos como a sus familias, no es una condición que pueda ignorarse.

Además, como puede convertirse en algo mucho más desagradable y doloroso, la psoriasis es una enfermedad que los enfermos tienen que tratar.

Al igual que con cualquier afección o dolencia médica, existen muchas formas diferentes de tratar la psoriasis, algunas de las cuales dependen de los fármacos, mientras que otras son completamente naturales. Y por supuesto, casi siempre se deduce que tratar cualquier condición médica naturalmente es la mejor manera de hacer las cosas si tales tratamientos van a ser apropiados y efectivos.

El propósito de este libro es examinar qué es la psoriasis y qué la causa con mayor detalle, antes de examinar las diferentes formas de tratar la afección.

Armado con esta información, usted debe estar en condiciones de considerar y decidir si el uso de medicamentos farmacéuticos es una buena idea para el tratamiento de su propia condición de psoriasis o si el uso de métodos 100% naturales de tratamiento de su condición es una mejor idea.

### ➤ *¿Qué es la psoriasis?*

La psoriasis es una enfermedad inflamatoria de la piel que no es contagiosa.

Hay cinco tipos diferentes de psoriasis, de los cuales el más común es la psoriasis en placas, que es una forma que sufren aproximadamente el 80% de los enfermos de psoriasis. Esta forma particular de psoriasis (también conocida como "psoriasis vulgaris", que significa "común") suele aparecer como manchas rojizas de piel elevada que a menudo se cubren con una escala de color blanco plateado.

Estos parches cutáneos, también conocidos como placas (de ahí el nombre de la afección) o lesiones, se encuentran más comúnmente en los codos y las rodillas, el cuero cabelludo o, a veces, en la zona lumbar de la persona que los padece.

Dicho esto, no se limitan a estas áreas particulares del cuerpo y pueden aparecer en cualquier parte de la cabeza, el torso o las extremidades.

**Los otros tipos menos comunes de psoriasis son:**

• **Gutta psoriasis** que se caracteriza por pequeñas manchas rojas en la piel. Esta forma particular de psoriasis se desarrolla más comúnmente en niños o adolescentes que tienen antecedentes de infecciones estreptocócicas;

• **Psoriasis eritrodérmica** en la que el paciente sufre enrojecimiento generalizado, picor intenso y, a menudo, dolor. Este es el tipo menos común de psoriasis que sufren entre el 1% y el 2% de las personas que tienen psoriasis, lo cual es una suerte, ya que este tipo particular de psoriasis puede, en los casos más extremos, poner en peligro la vida. Esto se debe a que en los casos más graves, se desprenden grandes secciones de piel, lo que significa que hay zonas de carne expuesta y desprotegida que podrían ser propensas a infecciones (a menudo se compara con las que han sufrido quemaduras muy graves);

• **_La psoriasis inversa_** es cuando es probable que el enfermo encuentre pequeñas lesiones rojas y lisas que se forman en los pliegues de la piel del cuerpo, donde las condiciones cálidas y húmedas (como en las axilas, el área genital, etc.) favorecen la formación de placas de contacto lisas y no escamosas, pero que, sin embargo, duelen al tocarlas, y

• **_La psoriasis pustular_** se caracteriza por la presencia de manchas rojas en el centro de las cuales es probable que haya pústulas blancas. Este tipo de psoriasis se presenta en menos del 5% de las personas que la padecen y, por lo general, sólo se observa en adultos.

Independientemente del tipo particular de psoriasis que padezca un individuo, suele causar al menos un grado de molestia que en algunos casos puede llegar a ser de leve a severo dolor. Para los enfermos de psoriasis, es un hecho de su vida que la piel les pica casi siempre, y que a menudo también puede agrietarse y sangrar.

En los casos más graves, el dolor que sufre una persona que padece psoriasis puede ser lo suficientemente significativo como para impedirle realizar las tareas cotidianas, a la vez que dificulta enormemente el sueño establecido.

En términos médicos, el tratamiento que los profesionales médicos y otros médicos recomendarían para la psoriasis dependerá en gran medida de la gravedad de la afección que sufre la persona que busca consejo.

Algunos dermatólogos clasificarían la psoriasis en tres categorías diferentes, siendo leve, moderada y severa con la definición de cada una de estas categorías dependiendo del porcentaje del cuerpo del paciente que está cubierto con lesiones por psoriasis.

Según estos estándares, cualquier persona que tenga lesiones que cubran entre el 5% y el 10% de su cuerpo caería en la categoría leve, entre el 10% y el 20% sería moderada y cualquier persona que tenga más del 20% de su cuerpo cubierto de lesiones de psoriasis caería en la categoría severa.

Ya se ha sugerido que hasta un 20% de la población de los EE.UU. (y por extensión del resto del mundo occidental) puede sufrir psoriasis, y que la gran mayoría cae en la categoría de leve o incluso muy leve. Para muchas de estas personas, su condición no es más que una molestia leve con lesiones moderadas en la piel y picazón menor, a menudo de forma temporal.

En el otro extremo de la escala, hay algunos desafortunados cuya condición es tan severa que desarrollan lesiones en todo el cuerpo y tienen que ser hospitalizados para que la condición pueda ser tratada. Para estas personas, es probable que su psoriasis sea extremadamente dolorosa y, además, también puede ser desfigurante e incluso potencialmente discapacitante.

Y desafortunadamente, debido a que la psoriasis es una enfermedad crónica, lo que significa que es una enfermedad que dura toda la vida, no puede haber alivio total para ninguna persona que la padezca. La psoriasis es una enfermedad que aparentemente puede desaparecer y volver a aparecer (a menudo con una venganza) muchas veces a lo largo de la vida, y como no existe una cura reconocida para la enfermedad, es un hecho al que todo el que sufre de psoriasis tiene que acostumbrarse y con el que tiene que vivir.

# Las causas de la psoriasis

Al igual que en el caso de un número sorprendente de afecciones médicas, las causas exactas de la psoriasis aún no se han establecido sin lugar a dudas. Pero, mientras que la visión tradicional de la psoriasis era que es una condición de la epidermis, la capa más alta de la piel, la investigación de los últimos años ha comenzado a indicar lo contrario.

Esta investigación ha indicado que lejos de ser una condición que sólo está relacionada con la epidermis, las causas de la psoriasis son mucho más profundas. De hecho, esta investigación indica que la psoriasis es una enfermedad causada por mal funcionamiento del sistema inmunológico del enfermo cuando ciertas células inmunitarias se activan y posteriormente se vuelven hiperactivas.

En cualquier individuo que tenga un sistema inmunológico que funcione perfectamente, los glóbulos blancos o las células T producen anticuerpos que están diseñados para repeler bacterias y virus. Sin embargo, ahora se cree que en el caso de un enfermo de psoriasis, estas células comienzan a luchar contra una infección imaginaria o tratan de curar una herida que no existe creando un exceso de nuevas células cutáneas para repeler al invasor imaginario o para reparar el daño inexistente.

Esto a su vez hace que aparezcan las placas o lesiones cutáneas que son endémicas de la psoriasis en placa.

En circunstancias normales, el ciclo de vida de una célula de la piel promedio para alguien que está totalmente sano es de alrededor de 28 días, pero se cree que en los enfermos de psoriasis, su sistema inmunológico está creando demasiadas células. Además, debido a que estas células se están produciendo tan rápidamente, maduran en tan sólo tres a seis días antes de trasladarse a la superficie de la piel.

Consecuentemente, debido a que estas células no están muriendo lo suficientemente rápido, se acumulan en la superficie de la piel, capa sobre capa, y por lo tanto se forman las placas psoriásicas.

Gracias a esta investigación, ahora tenemos lo que se cree que es una idea razonablemente precisa de lo que causa la psoriasis.

Lo que no sabemos, sin embargo, es exactamente por qué algunos individuos sufren de psoriasis y otros no.

Por otro lado, hay algunos factores generalmente aceptados que hacen que algunos individuos sean más propensos a sufrir psoriasis que otros.

> ***¿Por qué hay gente con psoriasis?***

Las investigaciones indican que alrededor del 30% de las personas que desarrollan psoriasis tienen antecedentes familiares de la enfermedad, pero también es cierto que muchos padres que sufren de psoriasis tendrán hijos que no tienen problemas propios. Por otro lado, habrá personas que desarrollen psoriasis que no tengan antecedentes familiares de la enfermedad, por lo que sugerir que la psoriasis es hereditaria podría ser un poco engañoso.

Sin embargo, es cierto que los investigadores han establecido que existen ciertas combinaciones genéticas y/o mutaciones que parecen predisponer a cualquiera que las tenga a sufrir de psoriasis.

En la actualidad, los investigadores creen que hay nueve mutaciones genéticas diferentes que podrían desempeñar un papel en hacer que ciertas personas estén predispuestas a sufrir de psoriasis. Sin embargo, hay una mutación particular del cromosoma 6 conocida como PSORS-1 (para la susceptibilidad a la psoriasis 1) que parece ser la mutación particular que juega el papel más importante a la hora de decidir quién tiene probabilidades de padecer psoriasis y quién no.

Según un estudio publicado en el American Journal of Human Genetics en 2006, la investigación ha establecido que el papel de esta mutación genética en particular se observó en más de 2.700 enfermos de psoriasis procedentes de casi 680 familias en las que uno o ambos padres sufrían de psoriasis.

En la actualidad, la comunidad científica y de investigación está de acuerdo en que esta mutación en particular hace que las células T se comporten de forma diferente, de ahí la conexión con la psoriasis.

Pero también es el hecho de que esta mutación genética en particular no significa necesariamente que un individuo tenga la certeza de padecer psoriasis. De hecho, el mismo estudio de investigación realizado por James T. Elder, MD, PhD, sugiere que por cada individuo con el gen PSORS-1 que desarrolla psoriasis, habrá otros 10 individuos portadores exactamente del mismo gen que no desarrollan la enfermedad.

Por otra parte, también debe tenerse en cuenta que muchas de las mismas mutaciones que se cree que predisponen a una persona a la psoriasis también pueden tener una conexión con otras afecciones mediadas por el sistema inmunológico, como la diabetes tipo 1 o la artritis reumatoide. Por lo tanto, aunque algunas personas que tienen una mutación genética particular podrían ser más propensas a la psoriasis, es posible que, en lugar de padecer psoriasis, padezcan diabetes o artritis reumatoide.

De hecho, mientras que el riesgo de desarrollar psoriasis aumenta si uno o ambos progenitores también sufren, los riesgos de desarrollar otras afecciones mediadas por el sistema inmunitario, especialmente la enfermedad de Crohn o la diabetes, aumentan en la misma situación.

A partir de todo esto, podría ser natural suponer que tener algunos antecedentes familiares de psoriasis probablemente signifique que usted mismo desarrollará psoriasis, pero en muchos casos, esto simplemente no sucede.

Por lo tanto, deberíamos preguntarnos, ¿por qué sucede (o no) esto?

# ¿Por qué hay personas que sufren la psoriasis?

Dado que hay algunas personas cuya composición genética las predispone a sufrir de psoriasis, ¿por qué no todas las personas con esta composición genética en particular sufren? Alternativamente, ¿por qué es que algunas personas con exactamente la misma composición genética "amiga de la psoriasis" terminan sufriendo de diabetes tipo 1 en lugar de psoriasis?

La respuesta parece ser que tiene que haber algún tipo de desencadenante para que el sistema inmunológico de un enfermo de psoriasis empiece a crear células cutáneas a un ritmo tan acelerado que sufran un brote de lesiones cutáneas.

**Se han reportado y sugerido muchas formas diferentes de**

20

## desencadenantes, tales como:

- Abrasiones en la piel, cortes y otras lesiones;
- Estrés emocional o ansiedad aumentada;
- Clima frío, húmedo o nublado;
- Estreptococos u otras infecciones, incluyendo algo tan básico y simple como un dolor de garganta;
- Quemaduras de sol.

Además, también se cree que ciertos medicamentos pueden provocar psoriasis, especialmente en aquellos que ya están genéticamente predispuestos a la enfermedad.

Dentro de esta categoría se encuentran una gran variedad de medicamentos que van desde los comunes o de jardín, todos los días remedios caseros como la aspirina hasta los betabloqueantes (medicamentos que se usan para combatir la presión arterial alta y ciertas afecciones cardíacas), los medicamentos antipalúdicos y el litio.

Los dermatólogos han informado que han visto que la psoriasis se desarrolla repentinamente en personas que no han tenido anteriormente ningún tipo de problemas o lesiones cutáneas en un período de tiempo muy corto después de comenzar a tomar uno de estos medicamentos o después de que hayan tenido (por ejemplo) dolor de garganta o hayan sufrido quemaduras solares.

En esencia, si bien parece que las personas que ya tienen una predisposición genética a la psoriasis tienen más probabilidades de desarrollar la enfermedad que otras que no la tienen, cada individuo parece ser diferente.

Aunque casi todos los enfermos de psoriasis vieron cómo comenzaba su enfermedad debido a algún tipo de factor desencadenante, no todos caen en la misma categoría.

Para un número relativamente pequeño de personas, la psoriasis casi parece aparecer de la nada, probablemente porque hubo algún desencadenante en su vida (por ejemplo, un evento relativamente menor pero sin embargo estresante en ese momento) que hace tiempo que han olvidado.

Lo que desencadena la psoriasis varía y difiere de un individuo a otro. Además, incluso una combinación de PSORS-1 y un desencadenante o incluso varios desencadenantes no significa necesariamente que la psoriasis sea el resultado inevitable.

> ### *El desarrollo de la psoriasis*

Como observación general, la psoriasis se desarrolla primero en personas relativamente jóvenes, a menudo en la adolescencia o a principios de la edad adulta. Sin embargo, no es desconocido que la psoriasis se manifieste en niños mucho más pequeños, ni tampoco es imposible que se desarrolle más tarde en la vida.

Y como se ha sugerido anteriormente, dado que la psoriasis es una enfermedad crónica, es algo con lo que se carga al enfermo durante el resto de su vida.

Sin embargo, esto no significa por un momento que la psoriasis sea una constante. De hecho, para la mayoría de los pacientes, es una condición que variará en severidad a lo largo de su vida dependiendo de los factores del estilo de vida en cualquier momento dado.

Por ejemplo, es muy común que alguien que tiene psoriasis sufra los brotes más graves en los momentos de mayor estrés, mientras que lo contrario también es cierto, de modo que su psoriasis visible casi desaparece en los momentos en que está más relajado.

Lo mismo ocurre cuando se sufre una infección que puede desencadenar un ataque, mientras que a veces, cuando las infecciones no son un problema, es probable que la gravedad de la psoriasis disminuya.

Cuando usted entiende la conexión entre su sistema inmunológico y la prevalencia de la psoriasis, esta noción de ser "atacado" cuando se encuentra en su punto más bajo tiene mucho sentido.

En ese momento, su sistema inmunológico se encuentra en su punto más débil - cuando usted está ansioso o estresado - o alternativamente en su punto más fuerte, trabajando horas extras para producir células T para combatir infecciones o para curar heridas. En ambos casos, el factor crucial es que su sistema inmunológico está desequilibrado y por lo tanto su recuento de células T también está fuera de control, de ahí la vulnerabilidad a un brote de lesiones más graves.

# La calidad de vida y la psoriasis

Como se ha destacado anteriormente, existen cinco tipos diferentes de psoriasis, todos los cuales varían en gravedad de leve a grave. Sin embargo, independientemente del tipo particular de psoriasis que padezca o del grado de gravedad, es un hecho que cualquiera o todos los enfermos de psoriasis pueden encontrar que la calidad de su vida se ve afectada negativamente por su enfermedad.

Para muchas personas, incluso las que sufren de psoriasis muy leve, ansiedad, estrés, soledad, baja autoestima y falta de confianza son factores constantes en su vida diaria. Como hay poca diferencia entre la prevalencia de la psoriasis en hombres y mujeres, es muy fácil para los que sufren de ambos sexos sentir que su condición los hace poco atractivos e impopulares.

Dado que la mayoría de los enfermos desarrollan psoriasis en la adolescencia y a principios de los 20 años, es especialmente cruel que la afección tienda a desarrollarse en un momento en el que la mayoría de las personas desean ser más atractivas en lo que respecta al sexo opuesto. En consecuencia, aunque es totalmente posible que la condición no sea físicamente dañina de ninguna manera, es perfectamente factible que pueda ser extremadamente dañina de una manera psicológica.

Esta afirmación se ve confirmada por un estudio que sugirió que los pensamientos suicidas son tres veces más comunes en los enfermos de psoriasis que en un grupo de control directamente comparable de personas que no sufren de la enfermedad.

Otra reacción emocional extremadamente común que la mayoría de los enfermos de psoriasis reconocerán es la vergüenza. Para decirlo sin rodeos, simplemente no es agradable si usted reconoce que tiene la piel escamosa y que otras personas se sienten incómodas o incluso repelidas por su condición.

Por ejemplo, muchos enfermos de psoriasis también sufren de psoriasis en el cuero cabelludo, lo que significa que la mayoría de las personas probablemente asumen que usted tiene una caspa extraordinariamente mala. Esto ya es bastante malo en la vida diaria, pero empeora considerablemente si es necesario ir al peluquero o peluquero.

Y, aunque la psoriasis no es contagiosa y, por lo tanto, no es posible que nadie más pueda "contagiarse" de una persona que la padece, el resto del mundo que no sufre de psoriasis no siempre es consciente de este hecho. En consecuencia, la mayoría de los enfermos de psoriasis informan de situaciones en las que otras personas parecían dudar a la hora de estrechar la mano o de hacer contacto piel a piel de alguna otra manera.

Además, los estudios han indicado que las personas que sufren de psoriasis a menudo encuentran que la vida se vuelve cada vez más frustrante como resultado de su enfermedad. Esto se debe a que la psoriasis a menudo limita su capacidad para hacer las cosas que hacían antes de que la afección comenzara, lo que a veces dificulta o incluso imposibilita la realización de las tareas básicas que se requieren como parte de su rutina laboral normal.

Como resultado de ello, la National Psoriasis Foundation ha informado de que los enfermos de psoriasis pierden hasta 56 millones de horas de trabajo al año como consecuencia de su enfermedad. Además, la misma organización informó de que más de la cuarta parte de los enfermos de psoriasis habían encontrado necesario interrumpir o cambiar sus actividades cotidianas normales como resultado de la psoriasis en un estudio realizado en 2002.

Además de todos estos factores psicológicos y emocionales, existen, por supuesto, muchas desventajas físicas de tener psoriasis.

La comezón en mayor o menor grado es común para casi todas las personas que tienen psoriasis, y la piel agrietada y sangrante también es extremadamente común. Para muchas personas con psoriasis, el dolor es una constante diaria y algunos aspectos de tener la afección, como la psoriasis en las uñas, pueden ser muy dolorosos.

# *Los tratamientos médicos para la psoriasis*

Como ya se ha dicho, actualmente no existe una cura reconocida para la psoriasis.

Sin embargo, hay muchas formas diferentes de tratamiento que serán más o menos eficaces dependiendo del tipo específico de psoriasis que padezca y de la gravedad de su enfermedad. Por lo tanto, no existe ninguna forma de tratamiento que se utilice o recomiende como un tratamiento médico "integral" para la psoriasis.

Ahora, antes de pasar a la etapa de tratamiento, lo primero que debe hacer es establecer que la afección cutánea que tiene es, de hecho, una forma de psoriasis u otra. Esto no es posible hacerlo por su cuenta, así que necesitará consultar a un dermatólogo u otro médico reconocido para un diagnóstico profesional de su condición.

Una vez que la condición de que usted ha sido confirmado como psoriasis, es probable que el dermatólogo recomendará un tipo particular de tratamiento, la selección que depende de una serie de factores, tales como:

✓ El tipo específico de psoriasis que se le ha diagnosticado;

✓ La gravedad de la afección, a menudo medida por el porcentaje de piel afectada;

✓ Su edad, historial médico y estado general de salud;

✓ La ubicación de las lesiones psoriásicas y

✓ Los efectos generales que su condición parece estar teniendo sobre usted en términos de su bienestar físico y emocional.

Una vez que se hayan establecido las

respuestas a todas estas preguntas, su dermatólogo estará en condiciones de recomendarle un tipo de tratamiento en particular. Y de nuevo, estos métodos de tratamiento se pueden dividir en varias categorías diferentes:

✓ Si su psoriasis es de leve a moderada, se le pueden recomendar tratamientos tópicos, cremas o lociones que se pueden aplicar en el área afectada;

✓ Los tratamientos sistemáticos, los que se ingieren por vía oral o se inyectan pueden ser la opción recomendada si la psoriasis es más grave o si

✓ En algunos casos, se puede recomendar la fototerapia (es decir, el tratamiento mediante la aplicación de luz en las áreas afectadas) o la terapia con láser.

Consideremos cada uno de estos diferentes tipos de tratamiento para considerar cómo funcionan, cuán efectivos pueden ser y si existen peligros o efectos secundarios potenciales de los cuales usted podría necesitar ser consciente.

> ### *Tratamientos tópicos para la psoriasis*

Existen varios tipos diferentes de tratamientos tópicos para la psoriasis, algunos de los cuales son potencialmente más peligrosos que otros. Los principales tratamientos que se pueden encontrar o recomendar para comprar a su dermatólogo u otro profesional médico son los siguientes.

**Anthralin:** La antralina es un sustituto sintético de una sustancia natural conocida como crisarobina que se extrajo originalmente de la corteza del árbol de araroba que es el más común en Sudamérica.

La sustancia natural original se utilizó como tratamiento de la psoriasis durante al menos 100 años, y tanto la sustancia original como el sustituto sintético demostraron ser muy eficaces para tratar las placas que se asocian comúnmente con la psoriasis vulgar.

Se cree que la antralina actúa sobre las lesiones psoriásicas normalizando la tasa de crecimiento de las células de la piel, reduciendo así gradualmente la acumulación de áreas de placa individuales para minimizar la inflamación.

Aunque la antralina no es tan efectiva como los esteroides tópicos, tampoco tiene los efectos secundarios conocidos a largo plazo. Sin embargo, puede causar irritación de la piel, y no es desconocido que la antralina deje manchas permanentes en casi todo lo que toca, incluyendo ropa e incluso muebles de baño.

***Crema o ungüento de alquitrán de hulla:*** Como el nombre sugiere muy probablemente, el alquitrán de hulla es un lignito espeso que se extrae como subproducto de la carbonización del carbón. Es un producto que tiene un olor fuerte que muchas personas encuentran desagradable o desagradable, pero también es uno de los tratamientos más antiguos conocidos para la psoriasis, y en muchas situaciones, es muy eficaz para tratar la psoriasis de moderada a leve.

Existen muchas preparaciones diferentes para la psoriasis con alquitrán de hulla, algunas de las cuales se pueden comprar sin receta en la farmacia o farmacia local. Estas diferentes formulaciones se utilizan para tratar la inflamación, la descamación y la picazón, y pueden venir en cremas que se aplican directamente en la zona afectada, champú (el alquitrán de hulla es eficaz para la psoriasis del cuero cabelludo) e incluso en una solución que se añade al agua del baño que aparentemente ayuda a retrasar el desarrollo de nuevas lesiones.

La principal ventaja del alquitrán de hulla como tratamiento para la psoriasis es que, dado que los materiales de base son baratos y abundantes, el tratamiento en sí no suele ser caro. Por otro lado, muchas personas encuentran repugnante el olor a alquitrán de hulla, y debido a la coloración oscura, tiende a manchar todo lo que toca.

Además, algunos enfermos de psoriasis descubren que el uso de alquitrán de hulla durante un período de tiempo prolongado puede causar irritación desagradable de la piel, lo que es lo último que necesita cualquier persona que tenga una afección que produzca picor de forma natural.

*Tazaroteno:* El tazaroteno es un derivado hecho por el hombre de la vitamina A que se prescribe comúnmente para diferentes tipos de afecciones de la piel, incluyendo psoriasis, quemaduras solares y acné. Generalmente se utiliza para tratar la psoriasis vulgar de leve a moderada, mientras que también se ha utilizado para tratar la psoriasis en uñas con cierto grado de éxito.

El tazaroteno comúnmente causa irritación local de la piel cuando se aplica, y se sabe que es más efectivo cuando se usa junto con corticosteroides tópicos.

Funciona normalizando la actividad de producción de células de la piel y se sabe que es eficaz en áreas del cuerpo más difíciles de tratar, como las rodillas y los codos.

Sin embargo, además de la irritación conocida de la piel, se sabe que otros derivados similares de la vitamina A han sido implicados en causar defectos de nacimiento cuando se toman sistemáticamente. Aunque la aplicación tópica de una sustancia de este tipo es mucho menos peligrosa que su ingestión sistemática, es cierto que el uso de tazaroteno durante el embarazo puede no ser demasiado prudente.

**Corticosteroides:** Sin duda, los tratamientos tópicos para la psoriasis más potentes y eficaces son los corticosteroides, pero también son el tratamiento que conlleva el mayor riesgo de efectos secundarios adversos a largo plazo. Sin embargo, debido a su efectividad para reducir la inflamación y la comezón, a la vez que retrasa el ritmo de crecimiento de las células cutáneas, los corticosteroides son probablemente el tratamiento tópico más comúnmente prescrito para la psoriasis.

Los tratamientos con corticosteroides se presentan en varias concentraciones diferentes que van desde relativamente leves hasta extremadamente fuertes, pero el uso prolongado de estas sustancias podría tener efectos secundarios adversos notables. Por ejemplo, se reconoce que los corticosteroides causan adelgazamiento de la piel, exceso de vello corporal, dilatan los vasos sanguíneos y pueden llevar a infecciones que invaden el cuerpo también (a menudo debido a la piel adelgazada).

Además, se cree que pueden inhibir el

crecimiento en los niños y que el uso a largo plazo los hace cada vez más ineficaces, sin prevenir los efectos secundarios adversos.

La conclusión es que el uso de cremas, pociones o lociones de corticosteroides para tratar la psoriasis podría resultar en muchos más problemas de los que resuelven, y por lo tanto es algo que usted quiere evitar hacer si es posible.

> ### *Tratamientos sistemáticos para la psoriasis*

Para los casos de psoriasis de moderada a leve, los tratamientos tópicos son generalmente la primera solución que un dermatólogo o un médico recomendará. Sin embargo, en una situación en la que la afección se considera más grave, es probablemente más probable que recomienden alguna forma de tratamiento sistemático.

Dado que los tratamientos sistemáticos suelen prescribirse sólo para la psoriasis grave y severa, se deduce que los fármacos utilizados son considerablemente más potentes. En consecuencia, los posibles efectos secundarios son también mucho más peligrosos.

*Acitretin:* La acitretina es un poderoso derivado de la vitamina A (un retinoide) que se toma por vía oral bajo supervisión médica. Este tratamiento sistemático en particular ha demostrado ser eficaz para tratar tanto la psoriasis eritrodérmica como la psoriasis pustulosa y funciona especialmente bien cuando se utiliza en combinación con la fototerapia.

Sin embargo, los efectos secundarios pueden llegar a ser muy desagradables o peligrosos, por lo que es absolutamente necesaria la atención y supervisión médica constante. Los posibles efectos secundarios incluyen dolores de cabeza severos, aumento de los niveles de lípidos en la sangre, pérdida de cabello, piel seca o pegajosa y dolor en las articulaciones.

**Ciclosporina:** La ciclosporina es un fármaco inmunosupresor muy potente que es eficaz para tratar la psoriasis grave en placas y la psoriasis en uñas. Aunque es un tratamiento muy potente y eficaz, generalmente se reserva para aquellos pacientes para los que no han funcionado otras formas de tratamiento de la psoriasis, debido a la posibilidad de efectos secundarios adversos graves, incluido el daño renal irreparable.

**Metotrexato:** El metotrexato fue uno de los primeros fármacos quimioterapéuticos de uso común que todavía se utiliza para tratar la psoriasis de moderada a grave. Aunque es extremadamente eficaz, se trata de otro tratamiento sistemático que debe controlarse muy cuidadosamente debido a la posibilidad de que se produzca un daño grave y duradero en el hígado.

Como probablemente ya se habrá dado cuenta, todos los tratamientos sistemáticos para la psoriasis que se utilizan habitualmente para tratar la psoriasis de moderada a moderada son medicamentos muy potentes. Por lo tanto, no es de extrañar que todos ellos tengan efectos secundarios potencialmente graves y que sólo puedan utilizarse bajo estricta supervisión médica.

Dado el peligro obvio inherente a tomar tratamientos sistemáticos contra la psoriasis como estos, obviamente tiene sentido buscar alternativas naturales siempre que sea posible.

## ➤ *Fototerapia y tratamiento con láser para la psoriasis*

Algunos de los tratamientos ya mencionados (por ejemplo, la acetritina) funcionan aún más eficazmente cuando se combinan con la fototerapia, que suele ser la aplicación de luz ultravioleta o el uso de un láser.

En cuanto al uso de la luz ultravioleta para tratar la psoriasis, es posible someterse a un tratamiento con luz ultravioleta A o con luz ultravioleta B, y aunque ambas funcionan de forma muy similar, existen algunas diferencias.

En ambos casos, la luz ultravioleta se aplica al área de la lesión durante un período de tiempo, y en ambos casos, el tratamiento es altamente efectivo. Sin embargo, en el lado negativo, ambas formas de tratamiento UV requieren muchas visitas a la clínica u hospital durante un período de tiempo, y también tienen su lado negativo.

En el caso del tratamiento con rayos UVA, existe un mayor riesgo de pecas en la piel, envejecimiento e incluso cáncer de piel en un caso en el que un paciente ha sufrido una exposición prolongada a la luz UVA. Además, los efectos secundarios pueden incluir náuseas, dolores de cabeza, ardor o picazón en la piel, pigmentación irregular de la piel y fatiga general.

En lo que respecta al tratamiento UVB,

es más probable que el paciente tenga que someterse a otros tratamientos, ya que aunque la fototerapia es eficaz para eliminar las lesiones, tiende a hacerlo de forma menos permanente. Y, una vez más, la exposición a largo plazo a la luz UVB aumenta el riesgo de cáncer de piel.

Por otro lado, la terapia con láser es mucho más poderosa que cualquiera de los tratamientos con luz ultravioleta, pero al mismo tiempo, también es mucho más dirigida. Esta es una ventaja de una manera en que el uso de la luz láser para reducir o eliminar lesiones es extremadamente efectivo, pero también significa que sólo un área relativamente pequeña del cuerpo puede ser tratada en un momento dado.

Además, el tratamiento a veces puede ser doloroso, mientras que también puede causar un oscurecimiento irregular de la piel y cicatrices.

Una vez más, aunque la fototerapia y el

tratamiento con láser son muy efectivos, ambos tienen desventajas significativas. Por consiguiente, usted debe considerar las soluciones naturales que voy a proponer en los próximos dos capítulos antes de someterse a medicamentos o tratamientos farmacéuticos potencialmente dañinos que podrían causar complicaciones.

Sin embargo, también debe entender que puede haber situaciones en las que su psoriasis no se pueda tratar con métodos totalmente naturales, principalmente porque los tratamientos naturales son casi siempre mucho más suaves y menos invasivos que los más fuertes de los productos farmacéuticos basados en productos químicos.

Sin embargo, a menos que su psoriasis sea clasificada como grave o severa, tiene sentido considerar el uso de formas naturales de tratamiento antes de considerar el uso de productos químicos potentes en o dentro de su cuerpo.

Sólo después de experimentar con soluciones naturales y descubrir que no pueden hacer nada por usted, debe recurrir a los medicamentos químicos que su asistente médico o dermatólogo sin duda le recomendará.

# Los mejores tratamientos naturales

Como la ciencia médica todavía no ha logrado encontrar una cura para la psoriasis, debería ser obvio que la naturaleza, por desgracia, tampoco ha sido capaz de proporcionar una cura completa.

Sin embargo, hay muchos tratamientos naturales diferentes que usted puede probar que han demostrado ser eficaces para diferentes personas en diferentes momentos para aliviar, reducir o eliminar las placas y lesiones que son la indicación externa más común de la psoriasis.

Desafortunadamente, es casi imposible saber exactamente qué es lo que va a ser efectivo para un individuo en particular, así que en gran medida, encontrar lo que funciona para usted es probable que sea un proceso de ensayo y error. Dicho esto, hay muchas opciones que usted puede tratar de ver si alivian o calman su condición, por lo que todas las siguientes alternativas son dignas de consideración.

### ➢ *Acupuntura para la psoriasis*

Con su base en las prácticas médicas de la antigua China, la acupuntura es un sistema para tratar el dolor y tratar enfermedades mediante la aplicación de agujas en ciertas partes del cuerpo. Sin embargo, estas agujas generalmente no se insertan en el cuerpo en el punto donde la queja o el problema es más evidente, porque el pensamiento detrás de la acupuntura es que el cuerpo contiene una red de "carreteras" a lo largo de las cuales las señales viajan.

Por consiguiente, es más común que las agujas de acupuntura se inserten en la "carretera" en un punto del cuerpo muy alejado del lugar de la queja como una forma de desviar las señales a los lugares a los que se supone que deben ir, o de alejarse de los lugares en los que no lo están.

Sin embargo, aunque la acupuntura se ha utilizado durante muchos siglos para tratar una amplia gama de dolencias y afecciones médicas, nunca ha sido reconocida como un tratamiento para la psoriasis en China, principalmente porque en la mayoría de los países asiáticos, la psoriasis es una enfermedad extremadamente rara (por otro lado, es más común en Escandinavia).

Sin embargo, los profesionales occidentales de la acupuntura creen que la acupuntura puede ser un tratamiento muy eficaz para la psoriasis, aunque hay pocas pruebas clínicas que apoyen estas afirmaciones y lo que es eficaz para tratar la psoriasis de una persona variará enormemente de lo que funciona mejor para otra persona.

Aunque puede tomar unas cuantas sesiones de acupuntura antes de que usted vea resultados positivos y visibles, la "ventaja" de tratar una condición con acupuntura es que no hay efectos secundarios posibles. Además, incluso si usted tiene miedo a las agujas, hay muchos acupunturistas que ahora utilizan la aplicación de corrientes eléctricas utilizando sondas en lugar de agujas que probablemente sean tan eficaces como el acupunturista tradicional que blande las agujas.

### ➢ *Eres lo que comes*

Aunque el titular puede ser un poco un cliché, nunca es menos cierto que todos y cada uno de los seres humanos de la faz de la Tierra están hechos de todo lo que han comido o bebido en su vida. Por lo tanto, se deduce que de la misma manera que la psoriasis es una parte integral de usted, también lo es su dieta. Por lo tanto, no es absurdo asumir que uno tiene algún efecto sobre el otro.

Tratar de consumir una dieta que ayude a mantener la psoriasis bajo control consiste en mantener una dieta bien equilibrada que contribuya al bienestar general, al tiempo que se evitan los alimentos que podrían exacerbar la situación.

Por ejemplo, según la prestigiosa dermatóloga Janet Prystowsky, hay muchos estudios que apoyan la idea de que la psoriasis tiene tendencia a causar ciertas deficiencias nutricionales en las personas que la padecen.

Por consiguiente, cualquier persona que sufra de psoriasis debe concentrar su atención en reemplazar estos nutrientes faltantes añadiendo proteínas y folatos adicionales (de las verduras de hoja verde) a su dieta. Además, tomar más agua y plancha no necesariamente ayudará a eliminar la psoriasis, pero mejorará su bienestar en general, lo que es importante, porque cuanto más fuerte sea, menos probable es que vaya a sufrir brotes de lesiones psoriásicas.

Aunque esto probablemente no sea una sorpresa, muchos estudios han indicado que una dieta balanceada y baja en grasa puede ayudar a prevenir muchas afecciones médicas graves como apoplejías, enfermedades cardíacas y cáncer. Lo que quizás sea menos conocido es que algunos médicos han notado que la piel de los enfermos de psoriasis a menudo mejora cuando llevan una dieta bien controlada para bajar de peso, mientras que los enfermos que están subiendo de peso probablemente verán un aumento en los brotes de psoriasis.

De nuevo, hay mucho sentido común en esto, porque ya hemos establecido que el estrés y la ansiedad pueden aumentar los brotes de psoriasis, mientras que lo contrario también es cierto. Trabajando en la suposición de que alguien que está en una dieta bien controlada para bajar de peso está perdiendo peso voluntariamente, se deduce naturalmente que son más felices ya que están bajando de peso, lo que podría tener alguna relación con su condición mejorada.

La National Psoriasis Foundation sugiere que han recibido muchos informes de miembros que indican que la eliminación o al menos la reducción de ciertos alimentos en su dieta ha conducido a mejoras significativas en la piel. Entre los alimentos o ingredientes que debe evitar se encuentran la cafeína, el alcohol, la harina blanca, el azúcar purificada y todos los productos que contienen gluten.

***Otros consejos para una dieta que no fomenta el brote de psoriasis incluyen:***

    ✓ Consuma sólo alimentos fácilmente digeribles y evite los alimentos demasiado picantes;

    ✓ No incluya demasiados alimentos salados, ácidos o agrios en su dieta;

✓ Incluir más frutas y verduras en la dieta siempre es bueno para la salud general, pero se cree que la calabaza amarga, las verduras al vapor y la calabaza son particularmente buenas para una dieta "amiga de la psoriasis";

✓ Evite demasiada grasa animal y huevos;

✓ Incluya mucho pescado graso rico en ácidos grasos omega-3 o, en su defecto, tome suplementos de aceite de hígado de bacalao, lecitina o aceite de linaza.

## Otros tratamientos naturales para la psoriasis

**Avena:** No es casualidad que haya tantos productos para el cuidado de la piel en el mercado que utilizan la avena como uno de sus principales componentes, porque el extracto de avena se ha utilizado durante muchos siglos como un agente tópico calmante para controlar y calmar la piel irritada o con picor. Hay muchas maneras de utilizar la avena para aprovechar sus cualidades calmantes y calmantes:

✓ Tome 1 taza de avena seca y un cuarto de taza y leche seca antes de mezclarla en dos cucharadas de aceite de albaricoque. Muela lentamente la mezcla en una licuadora de alimentos antes de ponerla en una bolsa de muselina o, en su defecto, en un calcetín viejo. Deje caer la bolsa o el calcetín en un baño caliente y luego exprima suavemente el agua del contenido de la bolsa en las áreas afectadas de su piel, ya que esto libera los ingredientes beneficiosos de la mezcla para calmar su piel.

✓ Busque lociones corporales y humectantes que utilicen avena o extracto de avena como su principal ingrediente activo. Aplicar la crema hidratante abundantemente por la mañana y por la noche, centrándose especialmente en las zonas afectadas de la piel.

✓ Haga una compresa de avena envolviendo la avena en una bolsa de tela, empapándola en suero de leche y aplicando la compresa en cualquier área afectada de su piel. Esto combina dos materiales (avena y cuajada) que se cree que ambos tienen efectos curativos, por lo que debe esperar ver los resultados de este método en particular con bastante rapidez.

*Aloe:* Hay aproximadamente 500 especies diferentes de sábila que se conocen actualmente, pero la más comúnmente utilizada y más conocida es la sábila. La secreción de las hojas de esta planta en particular se ha utilizado desde hace mucho tiempo como tratamiento para quemaduras y daños menores en la piel, pero en 1996, un estudio publicado en la revista "Tropical Medicine and

International Health" sugirió por primera vez que el aloe vera también podría ser muy eficaz en el tratamiento de la psoriasis.

Durante este estudio, realizado durante un periodo de 16 semanas, se estableció que el uso de una crema que contenía aloe vera indicaba un aclaramiento significativo de las lesiones de psoriasis en 25 de cada 30 individuos de prueba, en comparación con sólo 2 individuos del grupo de control. Por otro lado, hay que decir que un estudio más reciente sugiere que el uso de aloe vera comercial puede no ser tan efectivo como se sugiere, pero dado que no hay probabilidad de efectos secundarios adversos de la aplicación de aloe vera a sus placas, definitivamente es algo que vale la pena probar como un tratamiento tópico para la psoriasis y la artritis psoriásica.

Una forma alternativa o adicional de utilizar el aloe vera para ayudar en la lucha contra la psoriasis es beber el jugo de la planta. Aunque algunos defensores del aloe vera recomiendan cultivar sus propias plantas de las que puede esperar este jugo, son notoriamente difíciles de cultivar con éxito, por lo que probablemente sea mejor comprar jugo preparado para beber.

Los beneficios de hacerlo están muy extendidos, y muchos de ellos son directamente aplicables a los enfermos de psoriasis o artritis psoriásica. Por ejemplo, para la persona que sufre de artritis, se sabe que el aloe vera contiene 12 sustancias completamente naturales que han demostrado contrarrestar la inflamación sin ningún efecto secundario adverso.

Además, el zumo de aloe vera contiene muchas vitaminas y nutrientes vitales que contribuirán a su bienestar general, además de que tiene la capacidad de ayudar a su piel a regenerarse y repararse a sí misma en el menor tiempo posible.

**Vinagre de sidra de manzana:** De nuevo, según la National Psoriasis Foundation, muchos miembros individuales informan que el uso de vinagre de sidra de manzana ha conducido a mejoras significativas en su psoriasis. Estos miembros sugieren que añadan el vinagre a su baño, que se aplique directamente a las uñas psoriásicas e incluso que se aplique directamente a las áreas afectadas de la piel utilizando bolas o yemas de algodón.

Alternativamente, usted puede tratar de atacar su psoriasis y/o artritis psoriásica internamente agregando vinagre de sidra de manzana a su dieta. Mientras que mucha gente encontraría que beber vinagre de sidra de manzana puro es difícil - es muy ácido o amargo - se puede añadir al agua tibia con miel para endulzar la poción antes de beberla. Haga esto por lo menos dos veces al día, y estará atacando su problema relacionado con la psoriasis desde el interior de la manera más efectiva posible.

La eficacia del vinagre de sidra de manzana no debería ser particularmente sorprendente porque el vinagre se ha utilizado a lo largo de la historia como una solución curativa, y los beneficios medicinales del vinagre de sidra de manzana han sido bien conocidos durante mucho tiempo.

*Capsaicina:* Derivado de los pimientos de cayena, la capsaicina cuando se aplica a la piel ha demostrado en algunos estudios que reduce el enrojecimiento, minimiza la descamación y también elimina la picazón. Se cree que esto sucede porque la capsaicina interrumpe la actividad de una molécula que afecta la forma en que el cerebro reconoce la comezón y el dolor conocida como sustancia P.

Es por esta razón que muchos productos de venta libre para el alivio del dolor de la artritis contienen capsaicina, y ciertamente en varias pruebas con diferentes grupos de personas que sufren de psoriasis, una aplicación tópica de 0.025% de crema en las áreas de piel afectadas redujo definitivamente la descamación, el enrojecimiento y la picazón.

En el lado negativo, algunos individuos reportaron una sensación de ardor de corta duración, pero si usted está dispuesto a arriesgarse a que esto le suceda, entonces la aplicación de una solución de capsaicina muy débil a sus lesiones podría traerle un alivio muy buscado.

**_Aceite de árbol de té:_** El aceite del árbol del té se extrae del árbol Melaleuca Alternifolia que es nativo de Australia, y se ha utilizado en cirugía y odontología durante casi 100 años. El aceite del árbol del té es ampliamente conocido por sus cualidades antisépticas y antibacterianas, y se ha utilizado tradicionalmente para dolores de cabeza, dolores de muelas, resfriados, reumatismos, dolores musculares y afecciones cutáneas.

Sin embargo, sería muy poco prudente tratar el dolor de muelas con aceite del árbol del té porque es tóxico si se ingiere. Además, no se ha establecido a qué nivel o concentración de aceite del árbol del té es más efectivo, así que si decide usarlo, debe hacerlo con cierto grado de precaución.

El aceite del árbol del té no sólo es desinfectante y calmante, sino que también tiene la capacidad de penetrar profundamente debajo de la piel, muy por debajo del nivel epidérmico superior. Esto es especialmente importante para un enfermo de psoriasis, porque significa que las cualidades antifúngicas, desinfectantes y cicatrizantes del aceite penetran profundamente en la piel, ayudando a regular la producción de placas psoriásicas en las primeras etapas.

Aunque es extremadamente improbable

que sufra algún daño real con el aceite del árbol del té, debe desistir de usarlo si siente alguna molestia en la piel.

*Cardo Lechoso:* Se ha demostrado que el cardo mariano inhibe la producción de células T, por lo que, aunque no se han realizado pruebas específicas sobre la eficacia del cardo mariano como tratamiento para la psoriasis, el hecho de que pueda detener el crecimiento de las células que lo causan sugiere que vale la pena intentarlo. Usted puede comprar productos de cardo lechoso en la tienda de salud o farmacia en forma líquida o en tabletas, y no hay efectos secundarios adversos aparte de trastornos gastrointestinales menores cuando usted comienza a tomar el suplemento por primera vez.

*Aceite de orégano:* El orégano es una especia comúnmente usada en la cocina que tiene cualidades antibacterianas y antifúngicas que pueden ser útiles para mantener a raya algunas de las infecciones que podrían estar asociadas con la psoriasis. El orégano se puede ingerir de forma segura en casi cualquier forma, y muchas personas reportan que tomar una'dosis' diaria de orégano ha ayudado significativamente a mantener su psoriasis bajo control.

*Cúrcuma:* La cúrcuma es un ingrediente popular del curry indio, y aunque puede volver a comprar esta especia en forma de complemento alimenticio, es más fácil y mucho más barato mezclar la especia en su comida (no se necesita más de una cucharadita). Se ha demostrado que la cúrcuma ayuda a reducir la inflamación en todas las partes del cuerpo, incluso en la piel, así como a aliviar el dolor y la hinchazón asociados con la artritis.

*Cartílago de tiburón:* Los estudios realizados en los últimos años indican que el extracto de cartílago de tiburón puede ayudar a retrasar la formación de nueva sangre y células de la piel, que se cree que ambas juegan un papel importante en el desarrollo y crecimiento de las lesiones psoriásicas. También se cree que el cartílago de tiburón tiene cualidades antiinflamatorias altamente efectivas.

Una forma particular de cartílago de tiburón AE-941 (conocido con el nombre de marca Neovastat) ha demostrado ser muy prometedora como tratamiento para la psoriasis, pero aún no está ampliamente aprobado para su uso general, debido a que se desconocen los efectos a largo plazo de su uso y, a corto plazo, se ha observado que provoca náuseas y vómitos.

# La artritis psoriásica

Otra complicación que sufren hasta el 30% de las personas con psoriasis es una afección conocida como artritis psoriásica.

Independientemente del tipo particular de psoriasis que padezca o del grado de gravedad de la afección, aún es posible desarrollar artritis psoriásica, que es una afección de por vida que causa dolor y rigidez en la articulación, acompañada de un deterioro gradual.

***Las señales de que usted podría estar desarrollando artritis psoriásica lo son:***

✓ Lesiones cutáneas psoriásicas rojas e inflamadas alrededor del área de la articulación;

✓ Dolor e hinchazón en las articulaciones que es peor por la mañana o después de un período de descanso;

✓ Irregularidades de las uñas de los dedos de las manos y de los pies, como uñas que comienzan a desprenderse de los lechos ungueales, picaduras, coloración anaranjada o amarilla, o patrones inusuales en las crestas.

La artritis psoriásica se observa con mayor frecuencia en las articulaciones de los dedos de las manos y de los pies, pero otras articulaciones óseas críticas como las rodillas, los codos, los tobillos y el cuello también pueden verse afectadas en algunos individuos. No importa qué articulaciones se vean afectadas, el área que rodea a la articulación es casi siempre rígida y dolorosa y a menudo tiende a tener una coloración más oscura. También puede notar que el área afectada se siente más caliente al tacto que las áreas circundantes no afectadas.

La artritis psoriásica puede variar en

gravedad y síntomas de una persona a otra. Por ejemplo, mientras que algunas personas sufrirán artritis psoriásica "por completo", otras sólo sufrirán rigidez articular leve.

Además, a pesar del nombre de la afección, no sólo las personas que ya tienen psoriasis desarrollan artritis psoriásica.

Sin embargo, alrededor del 70% de las personas que desarrollan la enfermedad ya tienen psoriasis. En esta situación, los estudios indican que en la mayoría de las personas, la artritis comenzará alrededor de 10 años después de haber sufrido la psoriasis por primera vez, aunque se han reportado casos en los que la artritis comienza en cuestión de meses desde el diagnóstico inicial de la psoriasis.

Como pauta general, la mayoría de las personas que sufren de artritis psoriásica probablemente verán los primeros signos de la afección entre los 30 y los 50 años de edad.

Como con todas las formas de artritis, la artritis psoriásica puede ser una condición debilitante y paralizante, pero desafortunadamente, es extremadamente fácil confundir las primeras señales de alerta de la condición con docenas de otras posibilidades. Por ejemplo, se reconoce generalmente que los primeros signos de advertencia comunes incluyen dolor lateral en el codo (generalmente conocido como "codo de tenista") o un dolor en las manos o los pies.

Obviamente, es extremadamente fácil concluir que este tipo de cosas pueden pasarle a cualquiera por cualquier razón y simplemente ignorarlas, especialmente si no hay placas reconocibles visibles o evidentes. De manera similar, el dolor en el hombro, el cuello o la parte superior de la espalda podrían ser los primeros signos de la artritis psoriásica, pero una vez más, estas señales de advertencia serían extremadamente fáciles de confundir y, como resultado, "sólo una de esas cosas" podría ser ignorada.

Sin embargo, una vez que la artritis psoriásica comienza a aparecer, aproximadamente 9 de cada 10 personas que sufren comenzarán a ver la enfermedad manifestarse a través de las uñas de los dedos de las manos y de los pies. En este caso, la persona afectada podría empezar a ver que sus uñas comienzan a alejarse del lecho ungueal o que se hacen evidentes las marcas de picaduras y la decoloración.

Tan pronto como se manifiesten estos cambios fisiológicos, es muy importante que cualquier persona que padezca psoriasis consulte a su médico inmediatamente, ya que es posible detener el deterioro de las articulaciones con un tratamiento adecuado.

Y por supuesto, hay tratamientos naturales que puede utilizar para compensar los peores efectos de la artritis psoriásica, pero volveremos a ellos un poco más tarde.

Tal vez no sea sorprendente que la artritis psoriásica y sus efectos varíen en gravedad de un individuo a otro. Sin embargo, los efectos de la artritis psoriásica pueden ser extremadamente graves.

Por ejemplo, según las estadísticas de la National Psoriasis Foundation, aproximadamente una de cada cinco personas que sufren artritis psoriásica tiene daños en cinco o más articulaciones de su cuerpo, lo que significa que su calidad de vida y su capacidad para realizar las tareas básicas de la vida diaria están gravemente dañadas.

Y luego, por supuesto, hay personas en el extremo opuesto del espectro que no sufren más que una ligera rigidez en las articulaciones. Sin embargo, incluso para estas personas, hay que aceptar que la afección siempre puede empeorar.

### ➢ Las causas de la artritis psoriásica

Incluso en las personas que contraen artritis psoriásica y que antes no sufrían de psoriasis, generalmente se cree que la causa principal de la artritis psoriásica es notablemente similar a la de la psoriasis.

Por ejemplo, parece probable que la artritis psoriásica sea causada por un defecto en el sistema inmunológico del paciente. Además, parece probable que las personas que padecen artritis psoriásica estén a menudo predispuestas genéticamente a hacerlo y necesiten algún tipo de desencadenante psicológico, emocional o físico para provocar la aparición de la artritis exactamente de la misma manera que con la psoriasis.

### ➢ ¿Quienes pueden sufrir de la artritis psoriásica?

En los EE.UU. se cree que hay alrededor de un millón de personas que sufren de artritis psoriásica, y la mayoría de las personas que la han padecido anteriormente, en particular la psoriasis pustulosa.

Lo más común es que el efecto de la artritis psoriásica lo sientan las personas que ya sufren de psoriasis y que tienen entre 30 y 50 años de edad. Sin embargo, no es desconocido que incluso los niños pequeños desarrollen artritis psoriásica.

Se sabe que las niñas de entre 2 y 4 años de edad sufren de artritis psoriásica, y el mejor momento para que la enfermedad se agarre en niños de entre 11 y 12 años de edad, tanto para los niños como para las niñas. Lo más preocupante es que incluso se sabe que la artritis se inicia incluso antes de que la psoriasis haya aparecido, aunque debido a que es extremadamente rara, esto no sería necesariamente algo por lo que la mayoría de los padres sin antecedentes familiares de psoriasis deberían estar demasiado preocupados.

## ➢ *Diagnóstico y reconocimiento de los síntomas de la artritis psoriásica*

El objetivo número uno para cualquier persona que sospeche que podría ser susceptible a la artritis psoriásica es saber cómo reconocer el inicio de la afección tan pronto como sea posible.

Por supuesto, la afección no se llama artritis psoriásica en vano. La mayoría de las personas que sufren son aquellas que han padecido previamente psoriasis, por lo que esa sería la primera pista de que son susceptibles a la enfermedad.

En segundo lugar, cualquier dolor inexplicable, particularmente alrededor de las articulaciones, puede estar dándole una pista de que la artritis psoriásica es un "objetivo" para usted. La mayoría de los enfermos están dentro de un cierto rango de edad (30-50), ¿así que aquí es donde estás?

Es importante entender que una vez que

la artritis psoriásica comienza a aparecer, el deterioro de las articulaciones y el correspondiente aumento del dolor pueden comenzar a acelerarse muy rápidamente, por lo que debe hacer algo para frenar esta aceleración.

Como la mayoría de las personas que han encontrado a alguien que sufre de artritis probablemente entienden, no es una condición particularmente difícil de reconocer, pero no es fácil reconocer la diferencia entre los diferentes tipos de artritis si usted no está médicamente calificado. Después de todo, ¿cuántas personas no cualificadas podrían diferenciar entre alguien que sufre de artritis reumatoide o artritis psoriásica?

La conclusión es que, si usted no hace nada con respecto a la artritis psoriásica, es perfectamente factible que vaya a terminar siendo capaz de no hacer nada con respecto a nada debido a su afección. Por lo tanto, es imperativo que si tiene alguna razón para sospechar que puede tener un problema, consulte a un dermatólogo u otro profesional médico reconocido tan pronto como sea posible.

# Tratamientos médicos para la artritis psoriásica

Los objetivos del tratamiento de la artritis psoriásica se pueden dividir en tres categorías diferentes. Estos son:

✓ Para controlar primero los síntomas;
✓ Además de inhibir y controlar el daño y las deformidades articulares y finalmente
✓ Para prevenir la discapacidad.

Sin embargo, cada persona que sufre de artritis psoriásica es diferente y, por lo tanto, no existe un tratamiento médico único que resuelva los problemas de todos. Por esta razón, hay muchas formulaciones específicas diferentes de diferentes medicamentos utilizados para tratar a los enfermos de artritis psoriásica, pero la mayoría de estos medicamentos se encuentran bajo una de dos categorías.

En consecuencia, en lugar de tratar con cada medicamento individual, tiene más sentido examinar las dos clases diferentes de medicamentos para explicar por qué funcionan y los posibles efectos secundarios adversos de cada uno.

Medicamentos antiinflamatorios no esteroides (AINE): Los NSAID son medicamentos que ayudan a aliviar el dolor, aliviar la rigidez en las articulaciones y reducir la hinchazón que se asocia con demasiada frecuencia con cualquier forma de artritis. Estos medicamentos en particular son muy comúnmente usados por los que sufren de artritis no psoriásica, y pueden incluir medicamentos caseros tan comunes como la aspirina y el ibuprofeno.

Obviamente, los posibles efectos secundarios del AINE en particular que usted está tomando variarán de un medicamento a otro, pero pueden incluir náuseas, dolores de cabeza, vómitos, diarrea, falta de apetito y mareos. También pueden estimular la retención de agua, lo que a su vez podría fomentar el edema, y en el peor de los casos, pueden causar insuficiencia renal o hepática, úlceras y hemorragias internas prolongadas, especialmente después de la cirugía.

Medicamentos antirreumáticos modificadores de la enfermedad (DMARD): Generalmente se considera que el uso de los FARME representa una forma menos eficaz de tratar la artritis psoriásica, ya que, aunque ralentizan el desarrollo de la afección, muy rara vez la detienen o la revierten por completo. Además, debido a que en muchos casos la droga en cuestión tarda entre seis y ocho meses en tener algún efecto positivo, generalmente también se considera que son drogas de acción lenta.

Aunque no se entiende completamente cómo funcionan los FARME, generalmente se está de acuerdo en que producen una ralentización en el avance de la artritis psoriásica al ralentizar o modificar de alguna manera las actividades del sistema inmunológico del enfermo.

Sin embargo, una vez más, dependiendo del tipo particular de medicamento que se le prescriba, usted tiene que estar consciente de que existe la posibilidad de efectos secundarios desagradables y peligrosos.

Estos incluyen dolor de estómago, diarrea o estreñimiento, náuseas, vómitos, dolor de cabeza y posiblemente una erupción cutánea violenta. Además, existen efectos secundarios potencialmente más peligrosos, como el aumento de la presión arterial, la disminución del recuento de glóbulos blancos (lo que puede explicar en parte por qué son eficaces en el tratamiento de una afección relacionada con la psoriasis), la pérdida de cabello y el aumento de la susceptibilidad a la infección.

Al igual que con la psoriasis en sí, no puede dejar de llegar a la conclusión de que, en algunos casos, los tratamientos que su dermatólogo o asistente médico podrían recomendarle podrían ser, en algunos casos, tan malos como si no fueran peores que la condición médica para la que fueron recetados.

# Los tratamientos naturales para la artritis `soriásica

Tal vez no es demasiado sorprendente que muchos de los tratamientos naturales que usted podría utilizar para la psoriasis también pueden ser eficaces para ayudar a lidiar con la hinchazón, la rigidez y el dolor articular que se asocia con la artritis psoriásica también.

Por ejemplo, se sabe que el aceite de árbol del té aplicado tópicamente alivia el dolor muscular y articular, mientras que añadir cúrcuma a los alimentos o tomarlo como suplemento alimenticio puede ayudar a aliviar la inflamación y el dolor asociados con cualquier forma de artritis.

Sin embargo, debido a que la psoriasis y la artritis psoriásica son dos enfermedades muy diferentes, hay muchos otros tratamientos naturales que merecen su consideración si usted sufre de artritis psoriásica que pueden no ser tan aplicables en el caso de la psoriasis.

***Condroitina y Glucosamina:*** La condroitina y la glucosamina son soluciones naturales de sulfato que usted puede utilizar para reducir el dolor y retrasar el avance de la osteoartritis, que es el deterioro del cartílago entre las articulaciones de sus huesos. Ambas sustancias se encuentran de forma natural en el cuerpo, y se cree que la condroitina mejora la retención de agua, que a su vez mantiene la elasticidad en los cartílagos entre los huesos, mientras que la glucosamina promueve la reparación y producción del cartílago.

La National Psoriasis Foundation sugiere que hay muy pocos efectos secundarios con cualquiera de estas sustancias y que su historial de seguridad a largo plazo ya está bien establecido. Sin embargo, las mujeres embarazadas o las que están tratando de quedar embarazadas no deben tomarlas, y es probable que la glucosamina aumente los niveles de azúcar en la sangre, por lo que no es recomendable para los diabéticos.

*Ambos se pueden encontrar en forma de tabletas en las tiendas de salud, al igual que todos los siguientes suplementos.*

**S-Adenosil metionina (SAM-e):** SAM-e es una versión sintética de un producto químico que es fabricado naturalmente por todos los animales. Ayuda a producir y regular hormonas y neurotransmisores, que a su vez regulan el estado de ánimo y las emociones.

Lo que es más importante para un enfermo de artritis psoriásica, SAM-e participa en la fabricación de glutatión que el hígado utiliza como parte del proceso de eliminación de toxinas del cuerpo (toxinas que pueden exacerbar tanto la psoriasis como la artritis psoriásica), a la vez que contribuye a reconstruir el cartílago, lo que una vez más reduce el dolor y la incidencia de la osteoartritis.

***Metilsulfonilmetano (MSM):*** El MSM, que a veces se conoce como dimetilsulfona, es una sustancia química natural que se encuentra en frutas, plantas y granos y que desafortunadamente es destruida por el cuerpo durante la digestión de los alimentos.

Para reparar y mantener saludables las funciones de las articulaciones y los tejidos conectivos, el cuerpo necesita azufre. En consecuencia, MSM es capaz de ayudar a los enfermos de artritis psoriásica porque es un sulfato natural que complementa los niveles a menudo demasiado bajos de sulfato que la mayoría de las personas tienen. También se ha informado que los HSH tienen cualidades para aliviar el dolor y la capacidad de reducir la inflamación, pero hay poca evidencia establecida de por qué debería ser así.

También debe tenerse en cuenta que existen pocos datos científicos sobre los beneficios a largo plazo o los efectos secundarios del uso de la MSM, por lo que debe utilizarse con cierto grado de precaución.

> ### Hierbas para tratar la artritis psoriásica

**Ortigas:** Las ortigas se encuentran en casi todas partes, pero sin embargo son un verdadero suplemento alimenticio de la naturaleza. Incluir ortigas en su dieta puede ayudar a reducir la presión arterial alta, minimizar los peores efectos del eccema y aliviar el dolor y la hinchazón asociados con el reumatismo.

**Azafrán:** El azafrán es una fuente natural de ácido clorhídrico débil que ayuda a eliminar el ácido úrico del cuerpo, lo que es beneficioso porque es el ácido úrico que une el calcio extra depositado en las articulaciones óseas con el propio hueso. También ayuda a reducir la acumulación de ácido láctico.

**Extracto de yuca:** En las pruebas realizadas en los últimos dos años, se ha indicado que la inclusión del extracto de yuca en su dieta ayudó a muchas personas con artritis a reducir la gravedad de su afección. Aunque ya se pueden encontrar suplementos a base de extractos de yuca en las tiendas de alimentos naturales, todavía se están realizando pruebas. Sin embargo, hasta ahora, los resultados parecen extremadamente alentadores para cualquier persona que sufra de cualquier forma de artritis o reumatismo.

**Bogbean:** Bogbean es un antiguo remedio que ha demostrado tener importantes cualidades antiinflamatorias y tónicas, por lo que es un tratamiento ideal para una condición artrítica.

## Conclusión

Como se ha destacado a lo largo de este libro, aunque hay muchos tratamientos basados en fármacos químicos disponibles tanto para la psoriasis como para la artritis psoriásica, también hay una amplia gama y un gran número de tratamientos naturales para estas dos enfermedades.

Y como con casi cualquier condición médica, debido a que la mayoría de los tratamientos naturales tienen pocos efectos secundarios adversos (si los hay), siempre tiene sentido considerar el uso de un método de tratamiento natural antes de usar soluciones basadas en medicamentos químicos que puedan tratar la condición pero que causen otros problemas en el proceso de hacerlo.

Para cualquier persona que sufra de psoriasis, es un hecho desafortunado que no existe una cura conocida para la enfermedad en la actualidad. Sin embargo, como usted debe entender por ahora, hay un montón de tratamientos naturales que usted puede utilizar para hacer frente a su psoriasis o, de hecho, con la artritis psoriásica que puede reducir o incluso eliminar los peores efectos de la condición.

Por supuesto, no debe ignorar totalmente los consejos o recomendaciones médicas, especialmente si su psoriasis o artritis psoriásica es particularmente grave. En algunas circunstancias, no hay duda de que es probable que sea necesaria una intervención médica para controlar los peores casos de psoriasis y artritis psoriásica, y si este es su caso, es posible que deba tener en cuenta el consejo médico.

Sin embargo, en muchos casos, los productos farmacéuticos basados en fármacos que pueden utilizarse de forma tópica o sistemática serán recomendados automáticamente por su asesor médico, independientemente de la gravedad de su artritis psoriásica por psoriasis. En tales circunstancias, puede ser que las soluciones naturales puedan proporcionar exactamente la misma cantidad de alivio que los medicamentos farmacéuticos. Por lo tanto, una vez que sepa que la psoriasis o la artritis psoriásica es su problema, seguramente tendrá sentido probar soluciones naturales antes de volver a los productos farmacéuticos.

La psoriasis es una condición que puede ser una plaga en su vida, pero no tiene por qué serlo. Igualmente importante, es una condición que puede ser tratada de manera totalmente natural.

Armado con la información que usted ha leído en este libro, ahora es el momento de empezar a tratar la psoriasis de una manera completamente natural.

Ahora sí, te deseo lo mejor en tus

resultados, y recuerda, todo es práctica; no te sirve de nada la teoría sin acción.

*Un fuerte abrazo, tu amiga, Jessy!*

Por cierto, cuando logres conseguir tus resultados poco a poco, te recomiendo mucho, si deseas aprender a como hacer una desintoxicación natural completa, mi libro, sobre "COMO HACER UNA DESINTOXICACIÓN NATURAL COMPLETA", es un libro que estoy segura de que te ayudara mucho en tu camino de la "buena salud".

Sin más dilación, puedes encontrarlo en el buscador de Amazon, como: "Como hacer una desintoxicación natural completa" ó buscando mi nombre, como: "Jessy M. Brown"... Una vez más te deseo éxito en tus resultados!